CONSTANT DUTILLEUX

1807-1865

PAR

ERNEST CHESNEAU

PARIS. CHARAVAY FRÈRES, ÉDITEURS

51, RUE DE SEINE, 51

1880

CONSTANT DUTILLEUX

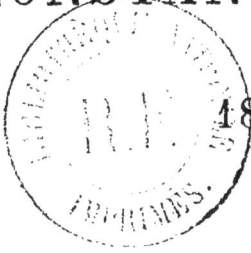

1807-1865

PAR

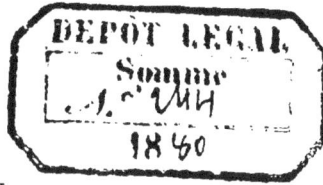

ERNEST CHESNEAU

———————— ✦ ————————

PARIS. CHARAVAY FRÈRES, EDITEURS

51, RUE DE SEINE, 51

1880

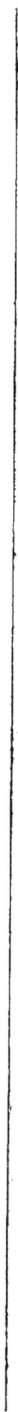

CONSTANT DUTILLEUX

La vie, la vie de province surtout, a parfois de terribles exigences, de cruelles amertumes. Elle a pris Dutilleux au moment où il sortait de l'atelier et jusqu'aux dernières heures l'a gardé dans son ombre. Le nom de l'artiste commence à peine à s'en dégager. Ce n'était pourtant pas le premier venu, le peintre qu'estimèrent, l'homme qu'aimèrent les deux grands maîtres de l'École française en ce siècle : Eugène Delacroix et Corot.

Dutilleux (Henri-Joseph-*Constant*) naît à Douai (Nord) le 5 octobre 1807, le septième et dernier enfant de la famille, nous apprennent ses biographes. Son père, médecin des hôpitaux militaires, meurt de la peste, en 1810, à Breda, un nom de ville immortalisé par le pinceau de Velazquez. Recueilli par un oncle, notaire à Douai, l'orphelin est bientôt mis au collège où il fait de bonnes études, qui lui permirent plus tard d'ajouter à son mince budget d'étudiant le produit de quelques leçons de latin. Il en conserva, toute sa vie, le goût très-vif des lettres anciennes. Ses études achevées on l'expédie à Paris, à la recherche d'une position sociale (mars 1826). Il n'avait pas dix-neuf ans, n'était point de robuste santé, entre — par je ne sais quelle méprise sur ses aptitudes physiques — à l'imprimerie Fain, rue Racine, s'épuise à ce dur labeur de la presse, « à monter chaque jour, de la cave au second étage, des formes de 60 à 80 livres[1] », au terme de quelques mois y renonce, et commence l'étude de la peinture.

Dès son arrivée à Paris il avait parcouru les musées, les galeries publiques. Avec quelle ivresse ! — Il les « dévore ». En sortant du Luxembourg, en juin, il écrit : « Je n'aurais jamais cru que la peinture pût produire sur moi un effet si extraordinaire. — J'étais hors des gonds... Je pleurais comme à la représentation d'une tragédie. » (N'oublions pas que les acteurs tragiques alors s'appelaient Duchesnois, Mars et Talma.) Il se fait recevoir à l'atelier du peintre Hersent, l'auteur de l'*Abdication de Gustave Wasa*, tableau brûlé au Palais-Royal en 1848, suit assidûment l'académie de Suisse[2], les cours de l'École des beaux-arts, et déclare bientôt qu'il ne retournera pas au pays « avant de savoir peindre un portrait à l'huile ».

1. En termes d'imprimerie, le mot *forme* sert à désigner le châssis de fer dans lequel on serre la *composition* ou assemblage des *caractères* en métal dont sont formés les mots, les lignes et les pages.
2. Nom d'un modèle, qui tenait académie.

Il y retournait pour un semestre en mai 1827.

Mil huit cent vingt-sept ! Eugène Devéria exposait la *Naissance d'Henri IV ;* Ary Scheffer, les *Femmes souliotes ;* Eugène Delacroix, le *Marino Faliero,* son *Tasse dans la prison des fous,* le *Sardanapale,* le *Christ au mont des Oliviers.* Du tableau de Devéria il écrit : « C'est la perle du Salon. » Il dit — c'était à cette date singulièrement osé : — « Delacroix vient de prouver qu'il sait dessiner. — Je ne voudrais qu'un peu plus de majesté dans son Christ. Les anges sont composés comme Raphaël... couleur étonnante. » Ce n'est pas Raphaël pourtant qui l'attire au Louvre, c'est Rembrandt, c'est Titien, c'est Murillo; mais surtout Rembrandt dont il copie *toutes les œuvres* dans la grande galerie où il était absolument seul à travailler pendant le terrible hiver de 1829 ; il y gelait.

En cette même année, 1829, après être allé visiter une exposition privée où, moyennant une cotisation, tout artiste était admis à montrer ses tableaux, il écrit encore : « En général, on cherche plutôt à faire beaucoup qu'à faire bien. Ingres et Delacroix (on les confondait alors dans le même mouvement) voilà les seuls que je voie se soutenir... Les Devéria etc., etc.; tout cela se perd... Mais Delacroix, mais Ingres, voilà des hommes dont le pinceau ne peut pas errer.» En 1830, son choix est fait, fixé à tout jamais : «Il existe un peintre, un véritable peintre, le seul peintre de l'époque qui ait du génie, qui ne copie point, c'est Delacroix. Voilà mon grand homme, voilà celui dont les tableaux portés au Louvre ne feront point tache... Il vient de paraître de lui deux belles lithographies, un lion et un tigre ; c'est beau comme un Delacroix. Je n'en sais point le prix, je n'en sais que la beauté. » Voilà un jugement décisif, définitif. Qui le porte ? Un enfant de vingt-deux ans.

Mais l'humble pécule s'épuise, avec quelque soin qu'il ait été ménagé. Et pouvait-il l'être davantage ? « Déjeuner : 3 sous de pain, 1 sou de fromage. Dîner : 17 sous. Logis (rue Git-le-Cœur n° 5) : 17 francs par mois, bottes comprises. » Les leçons de latin, la vente de quelques copies ne suffisaient pas à cette modeste existence. Dutilleux rentre à Douai, s'y marie selon son cœur, sans compter. Mais il faut vivre. De son mieux il concilie ses goûts avec la nécessité d'un état. Quel état ? Il a traversé une imprimerie parisienne, il se fera imprimeur-lithographe, à Arras ; cela touche à l'art. En même temps, il se fait professeur de dessin, exécute de nombreux travaux décoratifs pour des églises, dans les campagnes du Nord, et une grande quantité de portraits.

Paris de temps en temps le revoyait, mais par échappées. En 1838, il fait des copies au Louvre dans la galerie espagnole dispersée aujourd'hui.

En 1839, il se lie avec Delacroix d'une amitié si

sûre que le grand artiste, à son lit de mort, vingt-
quatre ans plus tard, le fait demander. Et comme
Dutilleux se retirant s'excuse d'être resté si longtemps auprès de lui : « Non, non, répond Delacroix,
votre visite est comme un baume et je vous remer-
cie. » On sait que Dutilleux fut avec MM. Pérignon
et Dauzats peintres, Carrier le miniaturiste, le baron
Schwiter, amateur, Andrieu peintre, son élève et
son préparateur, « son clerc » disait le maître, et
M. Philippe Burty, critique d'art, l'un des sept
amis à qui Delacroix confia par testament le soin
de classer ses dessins dans son atelier en vue de
la vente posthume.

Dutilleux, avec sa chaleur de cœur habituelle, avait
communiqué sa passion pour le grand Romantique
à quelques-uns de ses amis du Nord, à M. Le Genti
notamment, juge au tribunal d'Arras, amateur
éclairé. Nous recevons communication de deux
lettres *inédites* de Delacroix, qui témoignent de l'ac-
tive amitié de Dutilleux. Elles sont l'une et l'autre
adressées à M. Le Gentil.

Paris, 24 mars 1858.

Monsieur,

J'ai reçu la lettre si remplie de bienveillance par
laquelle vous voulez bien me remercier du para-
chèvement de la petite peinture que Monsieur Dutilleux m'avait demandée pour vous. J'en suis presque

confus, quand je pense qu'il y a longtemps déjà que vous devriez l'avoir reçue. Il est vrai que ma mauvaise santé depuis plus d'un an ne m'a pas permis de toucher un pinceau. Les embarras d'un déménagement sont venus encore compliquer le peu d'occupations auxquelles je pouvais me livrer. J'ai saisi avec empressement la première occasion de vous satisfaire, et je suis très-heureux que ce petit échantillon vous plaise. Je ne puis de mon côté, vous remercier assez de tout ce que vous me dites de flatteur et d'aimable dans votre lettre ; vous avez pour ami un homme qui est habitué à me gâter beaucoup et il vous aura communiqué une partie de ses sentiments. Je ne puis également que reporter sur vous, Monsieur, la haute estime que je professe pour Monsieur Dutilleux, dont l'amitié me touche et m'honore à un point que vous son ami, devez facilement apprécier.

Veuillez être assez bon pour le remercier en mon nom de sa bonne lettre, et pour lui dire que je suis enchanté de ne pas être arrivé trop tard avec mon envoi.

Recevez aussi, Monsieur, l'expression des sentiments de haute considération avec lesquels j'ai l'honneur d'être :

Votre très-obéissant serviteur,
EUG. DELACROIX [1].

1. La peinture dont il est ici question est l'esquisse du plafond de la chapelle des Saints-Anges à Saint-Sulpice.

En 1855, Dutilleux avait fondé, à Arras, une Société des Amis des Arts dont il fut le président
jusqu'au moment où il quitta cette ville pour venir,
en 1858, habiter Paris définitivement. M. Le Gentil
lui succéda à la présidence, et c'est à ce titre que
celui-ci reçut la lettre suivante :

« A Monsieur Le Gentil, président de la Société
des Amis des Arts d'Arras.

« Ce 30 janvier 1863.

« Monsieur,

« Je m'aperçois que j'ai bien tardé à répondre à
la lettre que vous avez bien voulu m'adresser, et
dans laquelle vous m'apprenez que vous n'avez pas
été mécontent de ma *Petite Médée*. Je suis très-
heureux de ce résultat. Comme je l'ai exécutée
sans avoir près de moi l'original, il s'y trouve des
variantes nécessaires ; mais enfin j'ai fait de mon
mieux. Quant au prix que vous voulez bien m'an-
noncer pour le courant de février, je vous en re-
mercie beaucoup d'avance et ne désire nullement
que vous preniez la peine d'avancer le terme. Je
suis enchanté de contribuer dans une faible part à
la propagation du goût de la peinture dans une
ville où j'ai des relations si honorables et qui m'a
donné déjà des preuves précieuses de sympathie.

2

« Recevez en particulier, Monsieur, l'assurance dé ma cordiale et bien haute considération.

« EUG. DELACROIX. »

Pour son compte, Dutilleux avait reçu plusieurs tableaux de Delacroix, entre autres, en janvier 1847, l'esquisse peinte de l'*Éducation d'Achille*.

Après avoir achevé le classement de l'atelier de la rue Furstenberg, pénétré d'admiration, il écrit :

« La mort du maître (Delacroix) l'a fait encore grandir dans mon estime. Je veux dire son œuvre, car, quant à l'homme, il a toujours été pour moi un géant. Delacroix est un maître immense qui n'a pas eu d'égal jusqu'à nos jours, dans cette partie si importante de l'art qu'on appelle l'expression. Et par l'expression je n'entends point les grimaces de tel ou tel visage ou physionomie, mais ce qui résulte de l'agencement général des lignes, du mouvement complet du corps et des membres, du jeu de tous les muscles, puis de l'effet obtenu par un choix de couleurs en harmonie avec ce sujet. A ce titre, je le répète, Delacroix n'a point de devancier qui puisse lui être comparé ; nul n'a eu à un degré égal cette force et cette souplesse. Courrier au jarret d'acier que nul obstacle n'a effrayé et qui dépasserait plutôt le but que de ne pas l'atteindre ! »

D'autres amitiés illustres comptèrent dans la vie de Dutilleux : Paul Huet, Barye, Préault, Théodore

Rousseau, J.-F. Millet, Aligny. Aucune ne lui fut
plus chère que celle de Corot. Au Salon de 1847,
le peintre douaisien tombe en arrêt devant un des
tableaux du grand paysagiste, alors complétement
méconnu et qui devait l'être si longtemps encore.
Malgré bien des deuils intimes (il avait perdu quatre
enfants), une modeste fortune récompensait les
efforts de Dutilleux, sa vie de travail et d'abnéga-
tion ; il résolut d'acheter un tableau à Corot et à
cet effet lui écrivit. Les biographies du maître nous
ont appris que son père avait pendant de longues
années refusé de croire à son talent. C'est la lettre
enthousiaste de Dutilleux qui, tombant par hasard
entre ses mains, le convertit. Nouée dans ces con-
ditions, leur amitié ne devait être rompue que par
la mort. On comprend que l'artiste confiné en province désirât travailler en compagnie du maître qui
lui inspirait une si grande admiration. Aussi l'invi-
tait-il souvent à venir à Arras. A ce propos, il est
intéressant de publier l'une des nombreuses lettres
de Corot à Dutilleux. Celle-ci est vraiment touchante
par le sentiment de respect d'un fils de cinquante-
trois ans pour sa mère dont il attend l'agrément
pour « s'envoler » vers son ami.

« Paris, ce 14 janvier 1849.

« Monsieur,

« Votre lettre m'a fait grand plaisir. Je vous re-
mercie beaucoup du renouvellement de votre invi-
tation d'aller vous visiter. Soyez certain, Monsieur,
que, ne serait-ce que pour peu de jours, je me
fais une fête d'exécuter ce petit voyage quand les
beaux jours vont revenir. J'ai communiqué votre
lettre à ma mère qui, d'après ce qui y est exprimé,
ne peut manquer de me donner la liberté pour
m'envoler vers vous. Nous pourrons ensemble
alors admirer pour quelques instants cette nature
si bonne, puisqu'elle se présente belle et ravissante
pour tout homme qui la cherche.

« En attendant le plaisir de vous voir à Paris ou
à Arras, recevez, etc.,

« C. COROT.

« Vive la conscience et la simplicité : c'est la
seule voie qui conduise au vrai et au sublime ! »

Ce qui touchait surtout Corot, c'est que Dutilleux
avait fait plus et mieux que de proclamer des premiers le génie du peintre, c'est que d'après ses tableaux il avait conclu à la fermeté, à la droiture
de l'homme et lui avait ouvert son foyer domes-
tique. Plus tard, Corot se plaisait à redire aux

enfants de son ami regretté qu'il conservait une constante gratitude de cette confiance, de cette joie qui s'était offerte à lui en un temps où il vivait absolument isolé. « Sans me connaître, sans m'avoir jamais vu, ce cher ami, qui avait des filles, avait jugé sur ma peinture que j'étais un honnête homme et avait mis sa maison à mon entière disposition. » Leur amitié se resserrait chaque jour par une intimité croissante, par des échanges d'hospitalité, tantôt à Arras, tantôt à Ville-d'Avray, par des excursions dans la forêt de Fontainebleau, par des voyages faits en commun, notamment le voyage de Hollande, où les musées rapidement vus furent aussitôt désertés pour le travail sur nature.

C'est en allant rejoindre Corot à Paris pour l'emmener à Marlotte, le 14 octobre 1865, en chemin de fer, que Dutilleux fut atteint pour la seconde fois d'une congestion au cerveau. Il en mourait huit jours après, en son domicile, rue de Rennes, à Paris.

Corot, Delacroix : sur ces deux noms dont il avait dès l'origine prévu la gloire future, se concentre toute la passion d'art de sa vie. Il collectionne tout ce qu'on écrit sur eux, toutes les reproductions de leurs œuvres, parle d'eux sans cesse, dans ses conversations, dans ses lettres, les juge, les compare.

D'Eugène Delacroix il écrira :

« Chose étrange ! celui que chacun s'est plu à proclamer le chef de l'école romantique, E. Dela-

croix s'est trouvé être le seul peintre classique de
notre temps, c'est-à-dire le seul qui soit resté dans
la saine tradition de l'antique et des grands maîtres
de la Renaissance, le seul dont les œuvres placées
au Louvre pourront supporter l'épreuve de ce
terrible voisinage, et il a été cela sans effort comme
sans parti-pris, en obéissant à son tempérament et
guidé par son seul instinct.

« Ceci, qui semble être un énorme paradoxe
sera la simple vérité dans cinquante ans.

« C. DUTILLEUX. »

« 29 janvier 1865.

L'opinion n'a pas été si lente à se former que le
pensait Dutilleux.

Un autre jour, sous l'empire de sa constante pré-
occupation, il esquisse un parallèle entre ses deux
amis.

« Je ne sais pas si Corot n'est pas supérieur à
Delacroix. Corot est le père du paysage moderne.
Il n'est pas un paysagiste, qu'il en ait conscience
ou non, qui ne procède de lui. Je n'ai jamais vu un
tableau de Corot qui ne fût beau, une ligne qui ne
fût quelque chose. Parmi les peintres modernes
ajoutait-il, Corot est celui qui, en tant que colo-
riste, a le plus de points d'analogie avec Rembrandt.
La gamme est dorée chez l'un, et grise chez l'autre ;
mais tous deux se servent des mêmes moyens pour

arriver à la lumière et faire valoir un ton, l'un par
l'autre, dans l'entière harmonie. En apparence
leurs procédés semblent contraires, mais le résultat voulu est le même. Dans un portrait de Rembrandt, tous les détails se fondent dans l'ombre,
pour forcer le regard à se porter sur un point
unique, mieux caressé que les autres, les yeux souvent. — Corot, lui, sacrifie au contraire les détails
qui sont dans la lumière, extrémités d'arbres, et
autres, et vous ramène toujours à l'endroit où il a
décidé de toucher l'œil du spectateur. »

Je retrouve encore dans les cartons de Dutilleux
qui m'ont été libéralement ouverts par son gendre,
M. Alfred Robaut, de précieux souvenirs fixés d'aprés
de conversations de Delacroix.

« C'était vers 1854, dans un de ces trop rares entretiens que j'eus avec Delacroix, entretiens où il se
donnait tout entier avec une verve fiévreuse et une
grâce presqu'enivrante et qu'il faisait parfois durer
plusieurs heures à mon profit et à ma grande jouis
sance... Nous en vînmes à parler du paysage et des
paysagistes de cette époque. Le maître me parut
médiocrement satisfait. Il devait d'ailleurs faire
peu de cas du paysage proprement dit.

« Pour ce génie si rudement emporté vers les
choses violentes, qui voulait avant tout et à tout
prix exprimer une idée, le paysage n'était qu'un
fond, un lien pour la scène, un accessoire impor-

tant sans doute, mais toujours subordonné à un
sujet quelconque. Je dis important : en effet, les
études nombreuses exécutées par lui d'après nature, soit au crayon, soit au pastel (très-peu à l'huile
et dans sa jeunesse), et trouvées par nous dans ses
cartons, après sa mort, le soin qu'il en prenait, la
manière toute magistrale dont elles sont traitées,
prouvent suffisamment qu'il ne négligeait pas ce
côté si intéressant de l'art. Et lorsqu'un jour, une
génération impartiale lui aura assigné la place qui
lui est réservée parmi les plus grands maîtres de la
peinture, ses œuvres donneront une nouvelle con-
firmation à l'opinion généralement admise que les
plus grands peintres d'histoire ont toujours été les
paysagistes les plus puissants.

« Et puis ne devait-il pas avoir un profond dé-
goût pour ce genre banal et bâtard, qui perçait
alors pour trouer depuis, genre qui ne représente
ni l'étude d'après nature, *ni* le paysage composé,
qui n'a ni la saveur un peu âcre de la première,
ni le développement et la richesse du second ; genre
nul, faux et d'un facile emploi... qui va prendre
quelques indications sur place et à la hâte, d'une
nature choisie souvent avec un goût fort douteux,
et qui vient terminer dans l'atelier des toiles plus
ou moins bien ébauchées d'après nature. Terminer ! ceci s'entend et se fait suivant le goût du
jour et le besoin de la vente. Ce goût et la méthode

varient tous les cinq ou six ans (l'amateur se las-
sant vite). Affaire de mode et d'argent surtout.....
— Aussi le maître me disait-il : « Le paysage s'est
« réfugié au théâtre ; ceux qui peignent les décors
« sont les seuls qui comprennent le genre et qui le
« mettent heureusement en pratique. » Je parta-
geai l'opinion du maître. Pourtant il avait condamné
tous les paysagistes en masse, et je fis *in petto* une
exception, mais bien carrément et très-disposé à
défendre mon opinion et à lui tenir tête au besoin.
Je me hasardai donc à lui dire : Je vous livre vo-
lontiers tous les paysagistes... mais Corot ? « Oh !
« celui-là ! s'écria-t-il et mû comme par un ressort
« d'acier (il avait de ces soubresauts), ce n'est pas
« un simple paysagiste, c'est un peintre, un vrai
« peintre, c'est un génie rare et exceptionnel ! »

« Je me sentis délivré d'un grand poids. Si grande
est mon admiration pour Corot qu'il m'eût été pé-
nible de me trouver en désaccord avec Delacroix,
sur ce seul point peut-être..... Plus tard et voyant
en Delacroix cette bonne disposition pour Corot, je
cherchai à mettre en rapport ces deux êtres qui se
seraient facilement soudés..... » (Inachevé.)

M. C. Le Gentil de qui Dutilleux a laissé un admirable portrait, a dit du peintre douaisien : « Or-
ganisation vibrante, nerveuse et mélancolique, nature ardente et enthousiaste, esprit élevé, noble,
fier et indépendant, conscience droite, cœur ai-

mant, généreux et dévoué par-dessus tout : tels
étaient chez Dutilleux les traits saillants de l'homme
et du caractère. » Ailleurs il dit encore : « Sur une
table de son atelier, se voyaient pêle-mêle Homère,
les *Idylles* de Théocrite, Horace, les *Églogues* de
Virgile, Sénèque, Tacite, la *Vulgate*, les *Confessions*
de saint Augustin, l'*Imitation*, Montaigne, Pascal,
Corneille, Racine, quelques volumes de Michelet,
de Lamartine, d'Alfred de Musset et de Victor
Hugo. » Dutilleux était un lettré. Les fragments de
sa correspondance et les extraits de ses cahiers de
notes en font foi.

Peintre, il traversa des états d'âme et d'esprit
très-différents. Nous l'avons vu tout d'abord épris
de Rembrandt. Rappelons à ce sujet quelle passion
la jeune école apportait à l'étude des maîtres, des
coloristes et surtout des *peintres*. Les élèves de
David avaient par système désappris toute science
de la couleur ; il fallait faire à nouveau l'appren-
tissage des procédés, de la technique, des mani-
ments de pâte. C'est cela d'abord qui dans Rembrandt l'attira et aussi la profondeur de l'expression.
Plus tard, en effet, il disait : « Il ne suffit pas de
peindre pour être peintre, il faut savoir penser, il
faut surtout sentir, frissonner et pleurer quelque-
fois à la vue des chefs-d'œuvre; c'est dans une
exquise sensibilité qu'il faut chercher le talent. »

L'évolution s'accomplit lentement. Pendant vingt

ans et plus Dutilleux reste sous le charme de Rembrandt; sa peinture comme celle du maître hollandais est bitumineuse, rousse, quasi monochrome, empâtée dans les lumières. A dater de 1851, sous l'influence de Corot sans doute [1], il se dégage des fonds d'ombre, dissimule la touche, éclaire sa palette, se fait en toute sincérité naïf, humble, presque gauche en face de la nature. Il procéda du composé au simple. C'est la grande loi du progrès en peinture. Voyez Th. Rousseau qui traversa la même succession d'efforts. Et le peintre qui se plaisait naguères à enfumer ses tableaux, à les saucer avec de l'huile à quinquet, avec de l'huile grasse, avec des huiles de couleur, applaudit sans réserve à la restauration ou plutôt au nettoyage de la galerie de Médicis de Rubens au Louvre. On n'a pas oublié les clameurs que souleva cette opération si nécessaire et si habilement conduite. Dutilleux écrit :

« On a bien fait, fort bien fait, de nettoyer, de remettre à neuf les Rubens. Voyons donc cette peinture telle qu'elle a été faite et voulue. A force de voir les tableaux sous les affreuses couches de

---

1. Il ne faudrait pas exagérer cependant l'influence qu'exerça Corot sur son bon ami Dutilleux. Celui-ci a des qualités de peintre qui lui sont absolument personnelles, une grande variété de touche qui lui sert, autant que la richesse et la solide transparence du ton, à exprimer la diversité des arbres selon leur essence. Corot avec son génie particulier recherchait moins ces accents de force et de précision. Dutilleux amicalement le lui reprochait.

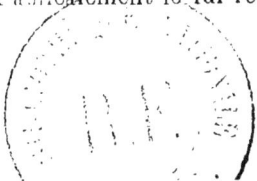

vernis plus jaunies les unes que les autres, nos coloristes n'ont plus voulu voir la nature qu'à travers un *verre* de couleur plus ou moins bistrée. » Il en parlait par expérience. « Que le bon Dieu les bénisse, — reprend-il, — eux, leur sauce, et leur jus de réglisse ! Que l'on fasse la même opération sur les Ruysdaël, Huysmans et compagnie, et l'on finira peut-être par y retrouver aussi ces tons violets et roses que nous voyons aujourd'hui dans la nature et qui, je le présume, devaient aussi exister de leurs temps. »

Malgré son retour à une vision plus simple et plus juste des phénomènes extérieurs, ce n'est point toujours dans ses tableaux que se manifeste la grande supériorité de Dutilleux ; c'est dans une admirable suite de fusains d'un prix inestimable. Avec sa modestie il y attachait si peu d'importance qu'un de ses confrères, qui les estimait à leur valeur et dont le nom figure en ce livre en bonne place, contraint par les exigences du professorat de distribuer de nombreux modèles originaux, obtint de l'artiste artésien l'autorisation d'en signer quelques-uns et de les présenter comme s'ils étaient de sa main. Ces dessins justifient la théorie chère à Dutilleux et que je relève parmi ses notes manuscrites :

« Peinture, musique, poésie, architecture, en toutes les œuvres de l'esprit humain, tout réside

dans les masses, et rien ne vaut que par les détails ; alliance terriblement difficile et qui seule
peut constituer le beau. »

Dans sa manière rembranesque il reste de Dutilleux une *Suzanne au bain*, un *Saint Louis de Gon-
zague* et des portraits de grande allure : ceux de
MM. Régnier, Mercier, C. Le Gentil, Damiens, du
général Servatius, de madame Alexandrine Le
Riche, etc., etc.

De 1851 à 1865, il s'abandonne d'une façon à peu
près exclusive à sa passion pour la nature sans
l'homme : pour le paysage. Il est captivé par les
ciels, les arbres, les eaux, les terres, les dunes du
Nord : Arras, Douai, Dunkerque, Gravelines, le
Tréport, Fontainebleau. Çà et là quelques portraits,
celui de son plus jeune fils, J. Dutilleux, si remar-
quable par la franchise de la touche et la finesse
des colorations, quelques études de nu qu'il expose
au Salon, expliquent la fermeté de son dessin
comme paysagiste.

Les musées d'Arras, de Lille, de Douai, de Mont-
pellier possèdent des œuvres de Dutilleux. Pourquoi revenant à l'excellent principe inauguré jadis
par M. F. Villot et tendant à faire du Louvre un
vaste et complet répertoire de l'art, ne recueille-
rait-on pas au musée de Paris un témoignage de ce
talent généreux ? Les amateurs conservent précieu-
sement — outre des études peintes sur nature avec

une rare conscience, avec un sentiment exquis de la
forme, et une connaissance parfaite des diverses essences de végétation, — des fusains merveilleux, des
dessins d'intérieurs enlevés avec une verve spiri-
tuelle à la Diaz, à l'Isabey, des compositions d'une
tournure héroïque comme le *Saint Christophe*,
comme le *Macbeth et les Sorcières*.

En dépit de l'évolution accomplie par le peintre
dans le sens *naturiste*, on y retrouve la fougue, la
grandeur, la poésie, la recherche de l'effet, les
belles mises en scène, la surprise du détail, la majesté d'ensemble, la puissance d'impression et l'i-
magination d'un artiste qui avait mouillé ses lèvres
à la féconde mamelle du Romantisme.

A la mort de Dutilleux sa famille reçut de nombreux témoignages de la vive et générale sympathie
qu'inspiraient également l'homme et l'artiste.

Le peintre Jules Breton, écrivait de Quimperlé,
31 octobre 1865. — Mon cher Robaut, j'apprends
par une lettre de mon frère, la nouvelle bien inat-
tendue de l'affreux malheur qui vient de frapper ta
famille en la personne de notre pauvre ami Dutilleux, ton beau-père. Je sais combien vous l'aimiez
tous et combien il était digne de votre affection,
car ce n'était pas seulement un artiste d'un sentiment élevé, c'était encore un homme de cœur que
ses vertus faisaient vénérer...... »

M. Ph. Burty connaissait Dutilleux pour avoir classé avec lui dans l'atelier de Delacroix les nombreux dessins du maître.

Il écrit à M. A. Robaut : « La vie de votre beau-père, toute de recueillement, de jouissances isolées et sévères, d'amour pour la famille, l'art et le travail, est pour notre génération un enseignement qui risque de n'être guère compris ni imité. Les exemples de dissipation, de servilité, de scepticisme partent de haut et ne sont que trop suivis......

« J'avais été pris pour son caractère d'une grande sympathie, pendant que nous collaborions au classement des dessins d'Eug. Delacroix et je vous ai dit alors que j'avais la plus grande estime pour son caractère réfléchi, sensé et honnête. »

Cette lettre fut écrite à propos de la biographie de Constant Dutilleux, par Gustave Colin [1].

Dans une autre lettre M. Burty s'exprime ainsi à l'occasion du fac-simile de vingt-neuf lettres de Eug. Delacroix à C. Dutilleux :

« Ces lettres sont intéressantes en tous points : Elles montrent toute l'estime que Delacroix faisait de la délicatesse et du talent de votre beau-père. C'est un brevet d'honorabilité signé par le plus

1. Il a été publié deux excellentes études sur le peintre artésien : CONSTANT DUTILLEUX, sa vie, ses œuvres par Gustave Colin, Arras. 1865. — NOTICE SUR DUTILLEUX par C. Le Gentil. Arras 1866.

grand génie et la plus délicate nature de notre
temps. Elles jettent aussi un grand jour sur les
préoccupations du maître à l'endroit de ses travaux,
sa communion constante avec les idées les plus
nobles, les sentiments les plus généreux, son ardente recherche du mieux, son horreur pour la
banalité et le lâché. »

Enfin un grand amateur mort récemment, M. Alfred Sensier, l'ami de Rousseau et de Millet, qui
connut C. Dutilleux à la vente posthume d'Eug.
Delacroix, écrit à son tour.

« Cher monsieur Robaut, je reçois à l'instant le
prospectus de M. Gustave Colin à propos de l'œuvre
qu'il publie sur M. Dutilleux... Je ne saurais trop
vous prier de veiller à ce que cette œuvre soit bien
fournie de faits, de documents, de réflexions, de
dates sur les temps que votre digne beau-père à
traversés. Ses lettres, les anciennes surtout, sont
excellentes, d'abord sur son caractère, ensuite sur
les points historiques et artistiques qu'il rapporte.
C'était une époque où l'enthousiasme vrai, le désir
de bien faire bouillonnait chez les jeunes gens. C'était
les jours de Delacroix en herbe, de Géricault mort
dans tout l'éclat de son génie, de Ingres obstiné,
fanatique et dur à lui-même et à ses élèves. C'était
le Romantisme dans sa bonne et franche expression
première, cherchant la vérité, la grande expression
et loin encore de son amour pour le bruit, le fan-

tasque et le côté névralgique et désespérant que la queue des maîtres suscita après 1830...

« Quels courageux champions, jeunes et convaincus, à côté de cette école théâtrale et ridicule jusqu'au comique, que le bon public accueillait avec prédilection et soutenait de ses journaux et de ses acquisitions !

« Ce qui se passait alors, avec la funeste école de Lyon, se passe encore aujourd'hui où les Révoil et consorts se retrouvent sous l'art délayé et appauvri du maître de la mode. C'est pourquoi il ne faut pas cesser de redire sans cesse le *Delenda Carthago*, quand la foi punique envahit l'air et sophistique l'opinion. Si ceux qui sentent en eux l'indignation contre les maquignons et les coureurs d'aventure ne se munissent pas de patience à défaut de puissance, il ne faut pas se mêler de dire un mot sur la maladie du temps.

« M. G. Colin a de la verve et de l'enthousiasme, il manie sa langue comme un normalien. Pour Dieu ! qu'il réserve sa mitraille contre l'ennemi commun et qu'il constate combien, au milieu d'un certain bon vouloir de l'époque, les hommes nouveaux, jeunes, pleins de bonne foi, d'originalité personnelle, de courage, de volonté, de génie enfin, étaient malheureux sous les pasquinades des messieurs en scène du Salon et des tristes entraînements de la direction des beaux-arts de ce temps !...

« D'ailleurs les bateleurs gâtent tout, encombrent
les avenues et assourdissent le public de leurs cris
et de leurs trompettes. Pendant que les travailleurs
emploient tout leur temps à chercher si difficilement
la trace de la nature et le chemin des vieux maîtres,
les autres *font la place*, portent l'activité du mille-
pattes à courir aux nouvelles, à travestir la pensée
des gens recueillis, à ridiculiser leurs œuvres, à
saper leur avenir, à empester l'air de leur envie et
de leur concurrence. Voyez tout cela, cher monsieur ; je vous parle en homme qui a fait bien des
campagnes dans cette bataille perpétuelle ; mais
ne perdons pas courage et, dussions-nous avoir
les bras et la langue coupés, battons la charge
contre les Eunuques de l'art. Ils sont tenaces,
voraces, subtils et perfides comme ceux du Com-
mandeur des croyants. »

Curieuse lettre d'un homme qui ne laissa jamais
s'éteindre en lui le beau feu de ses jeunes ardeurs !
Alfred Sensier préparait, lorsqu'il est mort, un travail important sur J.-F. Millet. Espérons que ses
notes soigneusement recueillies seront livrées à la
publicité.

Nous terminerons cette notice sur Dutilleux en
détachant de ses carnets intimes des fragments,
des observations, des réflexions qui témoignent de
sa constante activité d'esprit. Ces pages nous font

ssister au travail latent qui s'accomplit dans la
pensée des peintres et nous rendent sensibles les
phénomènes particuliers de leur vision.

NOTES EMPRUNTÉES A UN CARNET DE VOYAGE DE CONSTANT
DUTILLEUX (1862-1864).

*Mettre de l'air derrière les figures, principale dif-
ficulté d'un tableau.*

« Suivez alternativement le contour de divers
personnages, vous verrez qu'il y a des endroits où
le trait échappe et se perd tout à fait, surtout dans
l'ombre... plus haut il sera net et franc, plus bas
trés-légèrement indiqué, variant ainsi autour du
groupe et autour de chaque figure.

« Quel est l'endroit où l'air circule le plus ? —
Derrière les parties qui sont plus indécises. Plus on
s'applique à l'enlever diversement sur le fond, plus
on met de l'air entre la toile et le personnage.

« Paul Véronèse enlève souvent ses figures par
le ton. Il y a en effet des tons qui avancent par leur
propre valeur. — Le jaune, le blanc et le rouge
prennent le devant sur le vert, le violet et le gris.
Le noir aussi vient en avant par sa vigueur. Généralement les couleurs composées cèdent le pas aux
couleurs primitives. Dans un salon, les femmes qui

ne portent pas des couleurs franches sont effacées
par les autres ; elles se trouvent toujours au second
plan....

« Des nœuds bleus sur une robe rose, air commun.

« Des nœuds roses sur une robe bleue, air dis-
tingué.

« Les roses s'enlèvent sur le ciel, donc peu de
rose et beaucoup de bleu.

« Le vert s'harmonise avec toutes les couleurs,
mais peu avec le bleu ; aussi, peu de fleurs bleues
et leur feuillage n'est jamais d'un vert franc.

« Une jolie toilette serait une jupe taffetas lilas
clair, caraco lilas foncé, collerette et manches
blanches, le tout relevé par un ruban ou une rose
jaune. Ainsi parée, asseyez-vous sur un canapé
vert anglais.

« Quel bel ajustement à faire avec la pensée ! Un
manteau velours violet, une robe satin violet-clair,
un chapeau satin jaune et velours noir avec man-
chettes et collerettes blanches : costume sérieux.

« Une robe taffetas vert-foncé, un caraco vert-
tendre, un chapeau de paille orné de rubans roses,
un nœud rose ; les manches et la guimpe blanches.
— Le chapeau de paille complète toujours une toilette.

« Presque toutes les fleurs ont un peu de jaune ;

aussi le jaune comme le vert, produit bon effet avec les autres couleurs. »

« A l'aquarelle, préparer les couleurs *chaudes* avec les tons *froids* et les couleurs *froides* avec les tons *chauds*.

« La couleur vit d'opposition : La couleur la plus opposée au rouge, c'est le bleu.

« Le gris et le rose vont bien ensemble.

« Toujours, si la lumière est d'un ton *chaud*, l'ombre est d'un ton *froid* ; de même si la lumière est d'un ton *froid*, l'ombre est d'un ton *chaud*.

« En peignant, mettre un morceau de velours noir entre l'œil et la nature : On se convaincra aisément que *tout est blond*, même les troncs d'arbres vigoureux qui s'enlèvent sur le ciel. — Le noir dès qu'il est dans l'ombre, est vigoureux, mais il cesse d'être noir

En 1864, Constant Dutilleux fit en compagnie de plusieurs amis, un voyage d'un mois en Suisse, Il en rapporta vingt-quatre études peintes. la plupart importantes, et soixante croquis (1).

Avec cet esprit d'ordre particulier aux races du Nord, il notait soigneusement chaque jour les faits importants de ses excursions.

1. Études et croquis ont été lithographiés et tirés à petit nombre par M. Alfred Robant.

Je détache de ses carnets d'intéressantes observations pittoresques où se mêle une pensée philosophique. Son style a l'éloquence de sa parole et de sa palette, il est précis et coloré.

MONTAGNES.

« Les forêts et les arbres leur donnent de superbes vigueurs où domine le violet surtout dans les ombres et font valoir le vert des gazons. Les flancs perpendiculaires montrent à nu les couleurs des pierres et des rochers gris, jaunes, rougeâtres toujours très-transparents (tons d'agate) dans les parties reflétées : le tout prend une couleur sombre qui lutte de vigueur avec les premiers plans.

« Un admirable spectacle, c'est celui qu'offrent les montagnes couvertes de glaces et de neiges, vers le soir quand les nuages passent devant et cachent le bas. La cime peut se détacher par endroits sur le ciel. Le fond bleu fait ressortir alors la couleur chaude et dorée des ombres, et le bas reste dans un gris très-vigoureux et sinistre : nous avons vu cela à Kandersteg.

Dans ces pays de montagnes les femmes tricotent en voyageant ; cela s'explique facilement : les distances sont longues, puis l'on monte et l'on descend sans cesse ; la route doit être faite lentement et d'un pas mesuré qui permet ce travail d'ailleurs peu attachant. Ajoutez encore que l'aspect monotone et austère des objets environnants n'offre aux yeux aucune distraction, point d'incidents et peu de rencontres. Ce pays ne porte pas à la dissipation de l'esprit ; aussi le caractère des montagnards est grave : ils sont en général laborieux, hommes et femmes, et économes. La pauvreté donne peu de cesse au travail ».

LES TORRENTS.

« Les torrents coulent au milieu de pierres, petites pour le plus grand nombre ; quelques-unes plus grandes et blanches.

« Quelques points vigoureux.Les pierres reposent sur un sol généralement gris-violet. Le torrent, lui, a des teintes verdâtres et ses écumes très-blanches. On peut supposer toutes sortes de ponts et accessoires rustiques, tels que barrières de toutes sortes, quelques arbres jetés en travers entre les grosses pierres et gazons, comme au torrent de l'Argentière où j'ai fait une étude. Sur les bords peuvent croître les saules,les aulnes, fresnes et autres essences. Dans le lit du torrent peuvent se trouver des pierres jaunes et rouges ».

GLACIERS.

« Ils reposent sur un terrain gris-violet composé de pierres de toute sorte (nommées moraines) ; puis viennent les fentes, cavités ou cavernes vigoureuses où dominent le bleu et le vert pour les

demi-teintes. Le tout recouvert d'un ton gris-rose
et sale, de près surtout.

« Le glacier n'occupe pas toujours tout l'espace
compris entre deux montagnes ; les terrains alors
sont gris et de deux teintes. Le glacier s'en dis-
tingue par ses teintes verdâtres de plus en plus
claires en montant, et toujours recouvert de la
teinte rosée.

« Le 2 septembre au matin, par un temps de
pluie, j'eus un très-bel aspect du *glacier des Bois*, cou-
vert d'un grand nuage gris-violet et roussâtre. Le
haut de la montagne reparaissait au-dessus dans les
nuages. »

Ces notes donnent l'exacte mesure de l'intelli-
gence artistique de Dutilleux, de son observation
sans cesse en éveil. Il était si amoureux de son art
qu'il inventait toute sorte de procédés curieux pour
traduire sa pensée. Souvent le soir, il dessinait à la
plume des croquis de paysages ou d'intérieurs qu'il
fixait le lendemain sur le papier par un frottis
d'huile grasse et rehaussait parfois de quelques
touches de peinture.

Il n'a manqué à Dutilleux que de vivre dans un
milieu plus ardent, ici, à Paris. La province lui a
donné le bonheur. C'est une compensation.

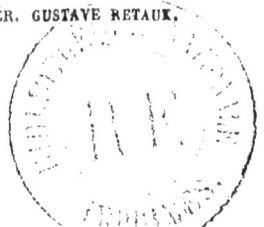

1416. — ABBEVILLE, TYP. ET STÉR. GUSTAVE RETAUX.

EXTRAIT

DU VOLUME INTITULÉ

PEINTRES ET STATUAIRES ROMANTIQUES

Paul Huet, Eugène et Achille Devéria, M. Auguste Poterlet, Philippe Comairas, Antonin Moyne, Saint-Evre, Chaponnière, Grevenich, Louis Boulanger, Auguste Préault, Jules Klagmann, Constant Dutilleux, Eugène Delacroix, Ingres, Théodore Rousseau, Corot, Octave Tassaert, Jean-François Millet.

Un volume in-18. Paris. 1880.

Charavay Frères, éditeurs, 51, rue de Seine.

PRIX : **3** FR. **50**

1416. — Abbeville. — Typ. et stér. Gustave Retaux.

www.ingramcontent.com/pod-product-compliance
Lightning Source LLC
Chambersburg PA
CBHW070916210326
41521CB00010B/2206